DE LA CONTAGION

DU

CHOLÉRA

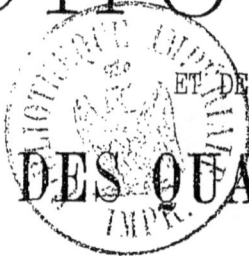

ET DE LA NÉCESSITÉ

DES QUARANTAINES

PAR

CH. LAUGAUDIN

Ancien Médecin principal des hôpitaux maritimes

Chevalier de la Légion-d'honneur

Membre de la Société Médicale des Alpes-Maritimes, etc., etc.

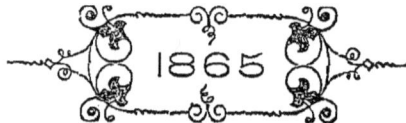

1865

NICE

Typographie, Lithographie et Librairie CHARLES CAUVIN, éditeur

6 — *Rue de la Préfecture* — 6

DE LA CONTAGION

DU CHOLÉRA

ET DE LA NÉCESSITÉ

DES QUARANTAINES.

Il est impossible, en ce moment, pour un médecin, de n'être pas frappé de l'importance que viennent d'acquérir tout à coup les questions qui se rattachent au Choléra.

Quelle est sa nature? D'où vient-il? Comment se propage-t-il? Quels moyens employer pour s'en préserver? Ce sont là tout autant de problèmes qui s'imposent à notre étude, et appellent une solution, si toutefois elle est possible.

Aussi voyons-nous les travaux sur ce sujet se multiplier chaque jour. Les corps savants s'en occupent et les gouvernements eux-mêmes, entraînés par la pression de l'opinion publique, vont se réunir pour délibérer sur ces questions si complexes et par suite si difficiles.

C'est que le Choléra est une maladie d'une espèce particulière qui, depuis 1830, date de sa première apparition, nous a déjà fait de nombreuses visites, et menace de mettre l'Europe en coupe réglée.

Il faut donc tâcher de se défendre contre cette invasion d'un nouveau genre; il faut essayer, si on ne peut étouffer le fléau dans son germe, de lui barrer le chemin de nos contrées si populeuses et si fertiles.

Il serait difficile de trouver une question d'une plus haute importance, non-seulement pour tel ou tel peuple, mais pour l'humanité tout entière, et elle est digne de toute l'attention des hommes compétents.

Il est impossible qu'à cette occasion, la question des quarantaines et de leur utilité, ne soit pas sérieusement abordée et discutée dans la réunion internationale qui va s'ouvrir à Constantinople. Un coup d'œil jeté sur le point où nous en sommes à cet égard, ne peut donc qu'être intéressant.

A l'époque où la peste faisait en Europe de fréquentes et terribles invasions, tous les peuples établirent sur leurs frontières maritimes un système de quarantaines des plus rigoureux. C'est celui qui a régi pendant fort longtemps les relations commerciales des diverses nations du bassin de la Méditerranée.

Mais les mesures employées, entremêlées de pratiques absurdes et, par cela même, vouées au ridicule, finirent peu à peu par tomber dans le discrédit le plus complet.

D'un autre côté, grâce aux progrès immenses de l'hygiène publique en Europe, la peste cessa d'être pour nous une menace incessante, et les terreurs disparaissant avec la crainte du danger, on finit par ne plus voir dans les quarantaines que le côté ricicule, et, de toute part, on demanda la fin d'un régime qui, disait-on, nuisait au commerce sans aucune compensation.

Ce mouvement, il faut bien le dire, fut soutenu et encouragé par un certain nombre de médecins ardents et convaincus, qui peu à peu en arrivèrent à nier la contagion des maladies épidémiques et, par voie de conséquence, l'utilité des quarantaines. Nous ne citerons qu'un seul nom, celui de M. Chervin, qui consacra sa vie et son talent à la défense de la cause qu'il avait embrassée avec enthousiasme.

Aussi vîmes-nous en 1851 une commission internationale se réunir, élaborer tout un code sanitaire, et le proposer à l'adoption de toutes les puissances. Ce code fut une véritable transaction entre les derniers soutiens la contagion expirante et les partisans nombreux de la liberté absolue. On décréta des mesures quaranténaires contre les maladies épidémiques, mais en les réduisant à des limites telles, qu'elles devenaient véritablement dérisoires, et que mieux eût valu la liberté la plus complète que ces demi-mesures qui ne faisaient que gêner sans garantir.

Il est vrai que, par un article de ce traité, chaque puissance se réserva le droit, le cas échéant, d'y déroger dans la pratique, et que, grâce à cette réserve, le traité demeura presque partout à l'état de lettre morte.

Il fut exécuté pourtant dans certains pays, et nous croyons que c'est à son application que nous devons d'avoir vu la fièvre jaune apparaître plusieurs fois en Angleterre, depuis quelques années, et deux fois en France, à Brest en 1854 et à St-Nazaire en 1862.

A la suite de cette dernière invasion, de nouvelles mesures furent prescrites en France, des précautions furent ordonnées et, jusqu'à présent, elles paraissent avoir réussi. Suffiront-elles toujours pour nous mettre à l'abri du retour du mal? Nous l'ignorons, mais nous croyons que les données, sur lesquelles se basent les mesures prescrites, ne sont pas toutes de la plus irréprochable rigueur et, dans tous les cas, elles n'ont pas encore pour elles la sanction du temps.

Pour notre part, nous pensons que, dans ces questions de préservation des maladies contagieuses, la seule garantie efficace, réelle, qui ne trompe jamais l'attente de ceux qui l'emploient, c'est la séquestration complète, absolue, pendant un laps de temps suffisamment prolongé. En un mot, ce sont les quarantaines.

Mais la question des quarantaines se lie intimement à celle de la contagion ; si une maladie n'est pas contagieuse, quelle que soit sa gravité, à quoi bon avoir recours à des mesures de précaution, ce ne sont que des entraves inutiles. Si une maladie est contagieuse, alors il faut s'en défendre ; il faut isoler ceux qui en sont atteints ; il faut empêcher tout contact. Et comme toutes choses ont une limite, il faut pouvoir préciser la période d'incubation de chacune de ces maladies, parce que la séquestration, pour n'être pas une mesure vexatoire, ne doit se prolonger que le temps strictement nécessaire pour mettre à l'abri de toute transmission.

Difficiles problèmes, qui ne se résoudront pas en un jour, ni par un congrès, mais qu'il faut aborder cependant et étudier, sous peine de voir l'humanité frappée périodiquement par ces grands fléaux qui viennent, de temps à autre, s'abattre sur l'Europe et épouvanter les populations.

Trois questions capitales à résoudre se présentent donc à l'étude des observateurs.

La première et la plus importante, c'est d'établir sur des bases, aussi certaines que possible, la contagion de la maladie.

La seconde, de prouver par des faits l'utilité des quarantaines comme moyen de préservation.

La troisième, enfin, de trouver des bases pour la fixation de la durée de ces quarantaines.

C'est la solution de ces trois questions qui doit constituer, selon nous, le programme de la future conférence de Constantinople.

C'est là aussi le cercle que nous voulons parcourir dans ce travail, mais en nous bornant uniquement au Choléra, seule maladie exotique sur laquelle nous ayons, par devers nous, des matériaux que nous croyons d'une certaine valeur.

Il est incontestable qu'aujourd'hui l'opinion anti-contagioniste a fait son temps, et qu'un courant nouveau d'idées tend à se faire jour et, ce qu'il y a de plus remarquable, c'est que ce n'est plus seulement parmi les médecins que ce courant s'établit; l'opinion publique elle-même s'est émue, et il est impossible, pour qui voit et réfléchit, de méconnaître cette tendance générale qui s'accuse chaque jour davantage.

Il y a vingt-cinq ans, qui croyait à la contagion de la fièvre typhoïde? Combien y a-t-il encore des médecins qui ne croient ni à la contagion de la suette miliaire, ni à celle de la dyssenterie épidémique, ni à celle de l'angine couenneuse! Et pourtant il serait facile de fournir des preuves de la redoutable propriété qu'acquièrent ces maladies, lorsqu'elles prennent le caractère épidémique.

Mais parlons des maladies exotiques, les seules contre lesquelles il nous soit possible d'adopter des mesures préventives.

Qui croyait, il y a seulement dix ans, à la contagion de la fièvre jaune?

Le fait qui s'était passé au commencement de ce siècle à Brest, où un navire, arrivant de St-Domingue, avait apporté la fièvre jaune, qui fit quelques victimes, avait passé inaperçu.

Celui du navire *la Fortune,* en 1854, encore à Brest, n'avait pas produit beaucoup plus d'impression. Il nous a fallu l'exemple nouveau et beaucoup plus grave de St-Nazaire, en 1862, pour nous dessiller les yeux. Enfin les faits, qui se sont produits à plusieurs reprises en Angleterre et, il y a peu de temps, en particulier à Swansea, ne permettent plus le doute.

Avec la rapidité et la multiplicité des communications, créées aujourd'hui par la vapeur, ces exemples peuvent se reproduire chaque jour. Aussi, a-t-on jugé nécessaire d'adopter des mesures préventives, et réorganisé le service sanitaire dans les ports d'arrivée. Les précautions adoptées seront-elles suffisantes? Nous ne savons, c'est à l'expérience à répondre. Mais d'avance nous pouvons

dire que nous ne nous croyons pas bien menacés par la
fièvre jaune. Celle-ci nécessite pour son développement
des modifications dans la constitution individuelle, et
des conditions climatériques qui ne se rencontrent pas
en France.

La fièvre jaune pourra donc bien nous arriver encore,
frapper quelques victimes, se transmettre de seconde
main à deux ou trois personnes, comme dans l'exemple
si remarquable du malheureux médecin de Montoire,
mais cela fait, elle doit s'éteindre sur place très promptement et sans grands dommages.

Peut-être pourrait-on opposer à notre opinion l'exemple de ce qui eut lieu en Espagne en 1821 et 1822,
mais nous ne croyons pas l'objection péremptoire.
L'Espagne, par son climat et la constitution de ses
habitants, se rapproche autant des pays chauds que des
pays tempérés. Les maladies des régions tropicales peuvent donc l'atteindre, sans qu'il en soit de même pour
la France, et la preuve, c'est qu'à cette époque nos
provinces du midi ne furent même pas attaquées.

Un autre motif de sécurité se trouve dans ce fait no-
toire, que la fièvre jaune ne naît que sur les bords de la
mer. L'air salin lui est nécessaire pour son développement et sa propagation, et elle cesse en pénétrant
dans l'intérieur des terres.

Nous ne voulons pas dire par là qu'il soit inutile de
prendre des précautions contre la fièvre jaune, parce
que nous habitons un climat tempéré, mais si on a cru
devoir agir avec cette prudence, contre une maladie qui
ne peut nous faire que de rares et peu graves apparitions,
combien ne devons-nous pas en prendre contre une
maladie bien autrement redoutable, qui se joue de toutes
les conditions de climat, de température et de constitution.

On comprend que nous voulons parler du Choléra,

dont le caractère contagieux nous paraît aujourd'hui clairement démontré.

Nous savons bien que cette opinion n'est pas encore universellement admise par tous les médecins, mais cependant on voit combien se grossit chaque jour le nombre de ceux qui tendent à s'y rallier, et comme exemples de ce que nous disons, nous citerons ici deux adhésions à peu près complètes, venant de deux hommes justement considérés.

Dans un mémoire détaillé lu à l'Académie de Médecine, mais dont nous ne connaissons que les conclusions, M. Worms admet la contagion du Choléra, car il s'exprime ainsi :

« Il n'existe pas un seul cas dans la science où une île,
» ou un port a été primitivement infecté, sans qu'il ait
» été visité par un bateau provenant d'un lieu infecté.....»

« Le Choléra est une maladie transmissible par les
» hommes.......»

A l'Académie des Sciences, c'est le savant M. Chevreul, qui, au sujet de la contagion du Choléra, s'exprime de la façon suivante : «........Toutes les observations faites
» sur l'apparition du Choléra dans les lieux où il n'est
» pas endémique, par exemple dans l'Europe occidentale,
» me paraissent donner, sinon la certitude, du moins
» une grande probabilité à l'opinion où l'on considère
» le Choléra comme contagieux.......»

Qu'on nous permette de nous arrêter un instant sur ce mot de contagion. Les médecins ont discuté longuement sur les mots de contagion et d'infection, et l'on a fini par s'apercevoir qu'on tournait dans un cercle insoluble.

Qu'une maladie soit transmissible par le contact direct, immédiat, avec un individu contaminé, ou bien que la transmission se fasse par l'intermédiaire des effets du malade, de l'air qu'il expire, des déjections qu'il rend ;

peu importe. Il n'en reste pas moins établi que nous avons affaire à une maladie qui ne naît pas spontanément sous l'influence de causes le plus souvent inappréciables, mais qu'il faut toujours, pour son explosion, la présence d'un individu contaminé, qui devient un foyer d'où émanent les principes morbifiques qui empoisonneront les organismes sains qui l'environnent, lesquels à leur tour deviendront des centres propagateurs du mal.

Maintenant, que cette maladie soit contagieuse ou simplement infectieuse, l'importance pratique des faits n'en reste pas moins la même. La maladie ne naît que là où il y a des principes morbides en action ou en puissance ; elle se transmet des individus malades aux individus sains. Donc elle est contagieuse dans le sens le plus large du mot.

« J'entends par le mot *contagion,* dit M. Chevreul, la
» propriété que possède une matière émise du corps
» d'un individu malade, de communiquer à d'autres
» individus la maladie du premier ; peu importe à cette
» définition que la matière soit solide, liquide ou gazeuse,
» peu importe qu'elle se transmette par contact ou par
» tout autre moyen, peu importe qu'elle soit un principe
» immédiat ou un être vivant, microphyte ou micro-
» zoaire.»

Ceci dit, nous nous demanderons : le Choléra est-il contagieux?

Cette question fut soulevée dès la première visite que nous fit ce fléau en 1832 ; mais à cette époque elle fut résolue par la négative. C'est qu'en effet ce n'est pas une petite chose que de trancher une question de cette importance. En voyant le Choléra sauter d'un pays à un autre, franchir d'un bond les plus grandes distances, frapper presque en même temps la France et l'Angleterre, passer aux États-Unis ; en voyant l'inutilité des cordons sanitaires établis par certaines villes, on put croire que le Choléra voyageait sur l'aile des vents, et qu'il se riait de tous les obstacles qu'on pouvait opposer à sa marche.

Lorsqu'il reparut en 1849, quelques voix se firent entendre pour signaler des faits de transmissions directes, mais, peu nombreuses encore, elles se perdirent dans le vide. En 1854, les faits devinrent plus nombreux, les exemples de plus en plus probants. Les idées de contagion faisaient leur chemin et ralliaient à elles un nombre toujours croissant de médecins.

Il a fallu l'épidémie de cette année 1865, pour faire éclater au grand jour l'opinion aujourd'hui très répandue que le Choléra est contagieux.

Ce n'est certes pas à son importance que cette épidémie doit cet honneur. Comparée aux précédentes, on peut dire qu'elle n'a été, au moins pour l'Europe, qu'un embryon d'épidémie. Elle le doit d'abord au courant des idées médicales qui penchent de plus en plus dans le sens contagioniste, mais c'est surtout la marche qu'elle a affectée, la voie qu'elle a parcourue, pour arriver jusqu'à nous, qui ont permis aux observateurs de suivre ses progrès, de constater le moment précis de son importation, le navire qui nous l'a introduite, les individus qui ont été les premiers frappés.

Il a bien fallu alors ouvrir les yeux, et se rendre compte des faits qui s'offraient d'eux-mêmes à notre observation.

Dans les épidémies précédentes, le fléau nous arrivait de l'Inde en passant par la Russie et l'Allemagne. Or, en Europe, tous les pays communiquent librement entre eux, les voyageurs sont nombreux, les transports faciles et rapides. Il y a impossibilité de connaître tous les mouvements d'échange qui s'opèrent sur de vastes frontières, et parvint-on à arrêter toutes communications légales, la contrebande se chargerait encore de déjouer tous les efforts de l'Autorité. Il y avait donc impossibilité matérielle à suivre la marche du fléau, à apprécier son point de départ, son lieu d'arrivée, à retrouver le lieu intermédiaire qui reliait l'un à l'autre. Le mal nous envahissait sur tant de points à la fois que l'observation se trouvait déroutée, et l'observateur perdait le fil qui aurait pu le conduire au milieu de ses recherches.

Dans l'épidémie actuelle, au contraire, rien de plus facile que de suivre pas à pas la marche du mal.

Nous le voyons arriver de l'Inde à la Mecque par les pélerins Mahométans. De la Mecque, il passe à Alexandrie, et pendant un certain temps il s'arrête là, séparé des autres pays par la mer et les sables du désert. Mais ce n'était qu'un temps d'arrêt. Des familles fuyant Alexandrie, arrivent à Ancône. Elles sont internées au Lazaret. Leur séquestration fut-elle bien rigoureuse? Il est permis d'en douter, car au bout de peu de jours, un individu demeurant à côté du Lazaret est atteint et en meurt. De lui le mal se propage à la ville, et de la ville au reste de l'Italie.

Grâce à M. Grimaud (de Caux) nous sommes parfaitement fixés sur ce qui tient à l'importation du fléau en France.

Le 11 Juin arrive à Marseille, venant d'Alexandrie, le bateau à vapeur *la Stella,* ayant à son bord 67 pélerins de la Mecque. Il avait perdu deux de ces hommes à la mer; le troisième meurt le jour même de son arrivé au fort St-Jean, où on les avait fait débarquer. On ignorait la présence du Choléra à Alexandrie; aucun docteur ne vit le malade pendant les quelques heures qu'il vécût, et le médecin militaire qui donna le certificat de décès, déclara, d'après les dires des compagnons du mort, qu'il avait succombé à une dyssenterie chronique.

C'était tout naturel, et nous eussions tous agi de même; mais n'est-il pas infiniment probable que ces trois décès sont dus au Choléra puis qu'ils atteignaient des gens contaminés.

Le même jour, 11 Juin, arrive à Marseille le navire *le Byzantin,* venant aussi d'Alexandrie avec 55 passagers.

Enfin c'est *le Syria* qui arrive le 15 avec 220 passagers et *le Saïd* le 16, avec 190 passagers, venant de la même localité.

Nous voyons donc s'entasser à Marseille coup sur coup quatre navires provenant d'un lieu envahi par une épidémie cholérique, dont un au moins, le premier, avait des pélerins de la Mecque, traînant avec eux depuis la Ville Sainte le fléau dévastateur.

Comment, de ces pélerins, le Choléra se transmet-il à la ville ? Rien de plus facile à expliquer.

Ici encore nous laisserons parler M. Grimaud :

« Les Arabes sortent du fort St-Jean pour aller à
» l'embarcadère ; une foule de curieux de ce quartier
» populeux se mêle aux pélerins, les entoure, assiste au
» long chargement de leurs bagages encombrants. Cette
» foule, les accompagne pendant un trajet de plus d'un
» kilomètre, le long du port dominé par la ville vieille...»

« Le quartier de la ville vieille offre les premiers cas
» de Choléra..... »

Nous ajouterons pour notre part que, si notre mémoire ne nous fait pas défaut, la première victime fut un ouvrier travaillant sur le port.

Voilà donc le Choléra à Marseille, et son importation ne fait pas l'ombre d'un doute. Apporté de la Mecque à Alexandrie, et d'Alexandrie à Marseille, il est transmis par les pélerins Arabes aux individus qui les approchent, les entourent, et peut-être même les touchent eux ou leurs effets dans cette journée d'embarquement. La transmission est directe, immédiate, sans qu'il soit nécessaire d'invoquer les courants atmosphériques. Il y a, en un mot, contagion bien manifeste dans ce cas.

Mais pour renforcer encore l'importance du fait précédent, et corroborer l'idée de la contagion, M. Crimaud (de Caux) ajoute deux faits précis dont la gravité n'échappera à personne.

Nous lui laissons de nouveau la parole :

« Près de St-Jean du désert, à St-Pierre, non loin de
» Marseille, dans un lieu isolé, un paysan meurt du
» Choléra. Sa femme meurt également. Le paysan ne
» quittait pas la campagne, mais la femme, blanchis-
» seuse, avait reçu un paquet de linge sale, provenant
» d'un individu arrivé récemment d'Alexandrie, et c'est
» le mari qui avait ouvert le paquet dont, le premier, il
» avait développé les pièces. »

Autre fait plus caractéristique encore :

« Depuis quelques jours on disait en ville que les
» employés de la poste avaient été malades. On disait
» que les employés *à l'arrivée*, ceux qui ouvrent les
» dépêches, avaient été tous malades, et qu'il y avait eu
» des morts parmi eux...................... La poste de
» Marseille compte vingt-deux employés au *bureau du*
» *départ* et neuf au *bureau de l'arrivée*. On n'a pas eu à
» regretter un seul mort au service du départ ; on pourrait
» même dire qu'il n'y a pas eu de malades, tandis qu'au
» *bureau de l'arrivée*, il y a eu huit malades, desquels un
» mort. Et ces huit malades, ont été malades l'un après
» l'autre ; cela n'a été prouvé pour les cinq premiers. Celui
» qui ouvrait les dépêches d'Orient, tombe malade, est
» cholérisé ; on en met un autre à sa place, même effet,
» et ainsi de suite jusqu'à cinq. »

« On m'avait dit que le directeur lui-même avait été
» atteint pour avoir un certain jour, procédé à l'ouver-
» ture des dépêches d'Orient, et c'était la vérité, car il
» en portait encore des marques sensibles.......... »

Voilà deux faits bien précis, bien catégoriques, où la contagion est irréfutable. Dans le premier cas c'est du linge, dans le second, ce sont des papiers qui conservent le miasme infectieux et qui le laissent se développer dès qu'on lui ouvre la porte.

Que disait-on de plus en 1847, lorsque l'Académie discutait si solennellement la question de la peste et des quarantaines à lui imposer.

Le principe pestilentiel, miasme ou virus, se concentrait dans les vêtements, dans les balles de coton, dans les objets clos et renfermés, il y fermentait, et à leur ouverture, il infectait les individus qui se trouvaient à leur contact.

Aussi, M. Pariset disait-il, avec raison, alors, que l'air était le meilleur purificateur en dispersant ces miasmes, et en leur faisant perdre ainsi la condensation qui en augmentait la gravité. Il ne craignait pas de voir ces miasmes transportés à distance. Il répudiait donc, *ipso facto*, la théorie des courants atmosphériques.

Eh bien! ce qu'on disait alors de la peste, nous pouvons le dire aujourd'hui du Choléra. Il se transmet d'individu à individu, il se transporte dans les effets, dans des colis, dans des malles, et à grande distance, il peut venir frapper les individus qui ouvrent ces colis, qui remuent ces effets. En un mot, il est contagieux. Les exemples ci-dessus cités par M. Grimaud, et dont il affirme la parfaite exactitude, en sont des exemples irréfutables. Combien n'en trouverait-on pas d'autres non moins probants, non moins irréfutables, si une vaste enquête était ouverte à ce sujet.

Cette question de la contagion du Choléra est d'une importance capitale. Tant qu'on a pu croire que le fléau était transporté par des courants atmosphériques, on s'est borné à quelques mesures hygiéniques, et l'on a attendu le mal avec une résignation toute orientale; mais s'il est aujourd'hui parfaitement prouvé qu'il se transmet par contagion, soit directe, soit indirecte, qu'il se transporte au loin, non-seulement par les individus, mais par les effets, les lettres, les paquets, etc., ce serait une faute de ne pas s'armer contre ce fléau de tous les moyens préservateurs que nous possédons.

On ne saurait donc trop accumuler les faits qui tendent à prouver cette contagion, surtout quand ces faits sont entourés de toute la précision désirable.

C'est à ce titre que nous allons exposer ceux que nous avons recueillis par suite des fonctions que nous avons remplies, et qui, depuis bien des années, nous ont converti à l'opinion contagioniste, opinion que les faits plus récents n'ont fait que corroborer.

Appelé à servir à l'Ile de la Réunion pendant onze années, successivement comme chirurgien-major, médecin principal, et en dernier lieu comme chef du service de santé, ayant rempli longtemps les fonctions de médecin sanitaire, nous avons été presque chaque jour appelé à nous occuper de ces questions de contagion et de quarantaines. Elles acquièrent dans ce pays une importance plus grande peut-être qu'en Europe.

L'Ile de la Réunion, et Maurice sa voisine, placées au milieu de l'Océan Indien, à plusieurs centaines de lieues des terres les plus proches, protégées de toutes parts par les flots d'une mer orageuse, qui rend la navigation impossible aux petits bateaux côtiers et nécessite l'emploi de navires d'un fort tonnage, ces îles, disons-nous, sont en relations commerciales journalières avec des pays malsains.

Le Choléra surtout est pour elles une menace perpétuelle à cause des relations incessantes de ces Colonies avec l'Inde. On est donc obligé à une surveillance de tous les instants. Mais aussi, on est dans ces pays-là, dans des conditions tout exceptionnelles, pour étudier les maladies épidémiques qui parviennent à franchir les barrières qu'on leur oppose.

Examinons donc ce que la triste expérience des faits nous a enseigné au sujet du Choléra pendant notre long séjour à la Réunion.

On se souvient que la grande épidémie de Choléra, née dans l'Inde en 1817, et qui ravagea l'Europe de 1830 à 1835, a fait à peu près le tour du monde, en laissant partout de tristes traces de son passage.

Maurice et Bourbon lui ont aussi payé leur tribut en 1819 et 1820.

Maurice, à cause de sa nouvelle nationalité Anglaise, se trouvant en relations journalières avec l'Inde, devait être la première atteinte. C'est en effet ce qui eut lieu, et le Choléra lui fut importé par *la Topaze*, arrivée de l'Inde le 19 Octobre 1819 ayant le Choléra à bord.

C'est le 18 Novembre qu'eut lieu le premier cas en ville, vingt jours après l'entrée du navire dans le port.

Bourbon, à la première nouvelle de l'apparition du fléau à Maurice, prit les plus grandes précautions et interdit toute communication avec l'île voisine. Cependant le 14 décembre, le Choléra était signalé pour la première fois d'une manière officielle à St-Denis. Il était introduit par un navire *le Pivert*, venant de Maurice, et qui communiqua nuitamment avec la terre par des pirogues de contrebande.

Immédiatement le fléau multiplia ses coups, et si ses ravages ne furent pas plus intenses, on doit l'attribuer d'une part à des conditions climatériques exceptionnelles, qui font de Bourbon un des pays les plus salubres du monde, et de l'autre aussi à l'établissement d'un cordon sanitaire, mesure préventive qui eut sont côté utile.

Arrêtons-nous sur ces deux épidémies qui forment le point de départ de nos recherches.

En 1819, à Maurice, pays où jamais le Choléra n'avait fait d'apparition, il éclate un mois après l'arrivée en rade

d'un navire contaminé, mais vingt jours seulement après
le moment où il fut mis en relations journalières avec
la terre. Nous ne nous appesantirons pas sur cette épidémie, attendu que tous documents manquent à ce sujet.
Nous dirons seulement que, sous l'influence des idées
médicales, alors en vogue, les médecins de cette époque
ne voulurent, au principe, voir dans l'épidémie qui sévissait, qu'une gastro-entérite aigüe. Singulière aberration
de l'esprit, qui montre à quel point d'erreur les gens les
plus recommandables peuvent se laisser entraîner par
les systèmes trop absolus.

Mais pour l'épidémie de Bourbon, nous avons des
renseignements plus précis. Les recherches auxquelles
nous nous sommes livré, ont placé entre nos mains la
copie d'une enquête officielle faite à ce sujet, et c'est
avec ce document sous les yeux, que nous reconstitue-
rons l'histoire de l'importation du Choléra à Bourbon.

La preuve officielle de l'importation du Choléra de
Maurice dans notre Colonie, n'existe nulle part. Cependant dans l'enquête susdite, nous trouvons comme parfaitement admise, l'opinion que le mal fut introduit *par
le Pivert*. Ce bâtiment aurait été accosté nuitamment par
une pirogue, à laquelle il aurait remis plusieurs ballots
de marchandises, que celle-ci serait venue débarquer
en fraude, à six kilomètres de St-Denis, à l'embouchure
de la Rivière des Pluies.

Ce fut peu de jours après que le Choléra fit son apparition au chef-lieu, et aurait eu pour première victime
un des fraudeurs.

Ce qu'il y a de sûr, c'est que le 10 décembre, mourait
presque subitement à St-Denis un esclave appartenant à
M. St. P., lequel était désigné par l'opinion publique
comme ayant fait partie de l'équipage de la pirogue qui
avait communiqué avec *le Pivert*. On comprend très
bien qu'en présence d'un fait aussi grave, et des peines

rigoureuses qu'ils encouraient, les compagnons fraudeurs du mort, ne se soient pas trahis. Aussi, comme nous l'avons dit, la preuve officielle manque, mais l'opinion précitée sur l'introduction du Choléra à Bourbon, a été tellement accréditée près des membres de la commission d'enquête et les gens les plus considérables de l'époque, et elle nous paraît tellement rationnelle, que nous sommes disposé à la croire vraie.

Quoi qu'il en soit, quatre jours après le décès de l'esclave de M. St. P..... c'est-à-dire le 14 décembre, un esclave appartenant à M. de J. et demeurant, comme le précédent, au bord de la mer, est atteint et succombe. Cinq jours plus tard, le 19, un noir du même établissement est frappé et meurt le 20. Le même jour un autre noir travaillant au même endroit est pris à son tour. Une négresse, dont le café était contigu, est prise aussitôt et foudroyée en six heures. Quelques jours plus tard, l'établissement de marine de MM. St. P...... et G...... est envahi; un premier noir est pris et meurt; quelques heures après la mort de celui-ci, un second tombe; bientôt après un troisième, un quatrième, et enfin douze noirs des mêmes maîtres sont atteints plus ou moins mortellement. De cet établissement, un esclave part pour aller chez M. R..... son maître, il tombe malade à six heures du soir et meurt à deux heures du matin. Une négresse de la même maison lui donne des soins, elle est frappée la nuit suivante et meurt le lendemain. Un pêcheur demeurant au bord de la mer près des établissements envahis par le mal, est atteint du Choléra dès les premiers jours et en meurt. Une négresse qui l'avait soigné, retourne après le décès chez son maître dans les hauts de la ville. La nuit suivante, elle est atteinte du Choléra et succombe. Un noir qui logeait auprès d'elle, est pris immédiatement et succombe aussi.

Prenant avec cette gravité, on comprend que le fléau

eût bientôt gagné toute la ville. Dès lors les preuves de contagion devinrent beaucoup plus difficiles et nous ne nous y arrêterons pas davantage.

Effrayés par les ravages exercés au chef-lieu, les habitants des localités environnantes s'armèrent, et, malgré les défenses formelles du gouverneur, ils établirent autour de St-Denis, un cordon sanitaire facile à garder par suite de la configuration des lieux. Plus tard, l'autorité supérieure elle-même, voyant le mal s'aggraver à St-Denis, tandis que les autres localités étaient préservées, vint en aide aux mesures prises par les habitants, et forma, au moyen des troupes, un second cordon sanitaire en dedans du premier.

Ces mesures eurent un plein succès ; le fléau se concentra à St-Denis, et le reste de l'île fut préservé, à de rares exceptions près.

De 1820 à 1850, le Choléra fut-il apporté de l'Inde à Maurice? Nous l'ignorons; mais ce qu'il y a de certain, c'est qu'il ne s'introduisit pas dans le pays. Les premiers documents que nous possédons ne remontent pas au-delà de 1850.

De 1850 à 1856, neuf navires sont arrivés de l'Inde à Maurice ayant le Choléra à bord. Le tableau suivant les fera connaître avec tous les détails qui peuvent intéresser.

Année.	NOMS des NAVIRES.	LIEUX de PROVENANCE.	NOMBRE des IMMIGRANTS.	DATE de l'arrivée A MAURICE.	Morts en route du Choléra.	ENTRÉES	SORTIES	DÉCÈS en QUARANTAINE.
						DE QUARANTAINES.		
1850	CARNATIC...............	MADRAS.	304	6 Septembre.	9	13 Septemb.	25 Octobre.	1
Id.	LORD ELPHINSTONE...	Id.	233	18 Septemb.	14	22 Septemb.	26 Octobre.	»
1854	SULTANY.................	CALCUTTA.	375	14 Mars.	35	9 Avril.	1er Mai.	5
Id.	FUTTAY ALLUM.........	Id.	290	8 Mai.	36	13 Mai.	24 Juillet.	28
1855	MARY-ANN...............	CALCUTTA.	289	15 Mars.	24	27 Mars.	17 Avril.	»
Id.	RUSCHIR MERCHANT..	Id.	271	10 Juin.	16	19 Juin.	30 Juillet.	9
Id.	SULTANA.................	Id.	428	13 Octobre.	31	28 Octobre.	17 Novembre.	4
1856	FUTTAYMONBARRACK.	CALCUTTA.	380	8 Janvier.	22	14 Janvier.	12 Mai.	171 décès dont 83 du Choléra.
Id.	HYDÉRÉE.................	Id.	272	9 Janvier.	21	17 Janvier.		

Reprenons l'étude détaillée de ces divers navires :

En 1850, les immigrants détenus au lazaret ne donnent pas le Choléra au pays.

En 1854, le 14 mars, arrive à Maurice le *Sultany*, venant de Calcutta, avec des indiens immigrants et ayant perdu trente-cinq hommes en route. Il est aussitôt mis en quarantaine, mais ce n'est que le 9 avril qu'il est envoyé au lazaret de l'Ile-Plate, à quatre milles de la ville, pour y débarquer ses hommes, en ayant encore perdu cinq dans cet intervalle. Cela fait, le navire lui-même, mis en quarantaine particulière, n'obtint la libre pratique définitive que le 19 mai.

Vingt-sept jours après l'arrivée du *Sultany*, le jour même où il débarquait ses passagers au lazaret, c'est-à-dire le 9 avril, deux cas de Choléra apparurent en ville, puis deux jours après, deux nouveaux cas. Après cela, quinze jours de calme ont lieu, au bout desquels le fléau, qui semble avoir couvé pendant cette période, éclate tout à coup avec une terrible intensité, et fait jusqu'à 185 victimes par jour.

Ici encore nous voyons se produire le même fait qu'en 1819 : introduction d'un navire contaminé, apparition du Choléra à Port-Louis. Mais la manière dont eut lieu la transmission de l'un à l'autre, reste enveloppée d'une grande obscurité.

Des personnes bien posées à Maurice, affirmèrent avoir vu un bateau communiquer frauduleusement de nuit avec le *Sultany*. Une enquête fut ouverte un peu plus tard sur ce fait ;—mais, comme toujours, les coupables effrayés du châtiment qui les attendait, ne se trahirent pas et l'on en fut réduit aux soupçons. Disons aussi que les autorités anglaises de Maurice, ne croyant pas à la contagion du Choléra, avaient apporté une répugnance visible à mettre le *Sultany* en quarantaine. Par suite, on n'avait pas procédé à sa séquestration avec la rigueur qu'on aurait dû y apporter, et ce fut sous la pression de l'opinion publique, que l'enquête ci-dessus fut ouverte. Dans de telles conditions, il était difficile qu'elle aboutît, les agents sanitaires, à qui l'on reprochait une excessive négligence, ayant tout intérêt à ne pas trouver de coupables.

Comme dans l'épidémie de 1819 à Bourbon, nous trouvons ici le soupçon grave d'une communication directe du navire infecté avec la terre. De là à une certitude, il y a, nous le comprenons, une différence énorme. Cependant n'est-on pas admis à regarder comme fort probable cette communication, puisque nous verrons plusieurs autres navires arriver à Maurice avec la même épidémie et cependant ne rien transmettre, parce que leur séquestration sera faite d'une manière plus rigoureuse. Il eut été bien important de savoir d'une manière précise, si réellement un bateau avait communiqué de nuit avec le *Sultany* et si les individus qui montaient ce bateau avaient été les premiers atteints. Malheureusement l'enquête n'a servi à rien, et si elle n'a pu prouver la communication, elle n'a pas non plus réussi à en détruire la conviction dans le public.

En 1854, arrivée de trois nouveaux navires contaminés ; mais des mesures quaranténaires rigoureuses sont prises ; la maladie se concentre au lazaret, et la ville n'est pas atteinte.

En 1856, deux navires, l'*Hydérée* et le *Futtay-Mombarrack* arrivent à Maurice, l'un le 5 et l'autre le 8 janvier avec le Choléra à bord. Ils sont mis en quarantaine après beaucoup de tergiversations et envoyés, pour mettre à terre leurs immigrants, à l'îlot Gabriel.

Le *Futtay-Mombarrack* débarque ses passagers le 14, revient au mouillage le 15 et est admis à la libre pratique le 17.

L'*Hydérée* débarque les siens les 17 et 18, revient au mouillage le 19 et est admis à la libre pratique le 24.

Un petit bateau à vapeur portait chaque jour au lazaret des vivres pour les gens qui y étaient internés. Un homme de couleur, le nommé Alfred, homme de confiance du fournisseur, embarqué sur ce steamer, est atteint, quelques jours après, par le Choléra et meurt le 24. Le bateau n'en revient pas moins mouiller dans le port et l'équipage va passer la nuit à terre. Ce n'est que le lendemain que tous ces matelots sont renvoyés à leur bord et le bateau à vapeur mis en quarantaine.

Le surlendemain de la mort d'Alfred, c'est-à-dire le 26, un homme est atteint du Choléra en ville et meurt. Un habitant de la campagne, venu en ville pour ses affaires, est atteint presque aussitôt et guérit, mais le domestique qui l'avait soigné est frappé à son tour et succombe.

A partir de ce moment, le Choléra se répand dans la ville.

Dans ce cas les faits s'enchaînent d'une façon manifeste ; la transmission directe est patente.

Quel est le premier individu atteint ? Un homme du bateau qui, chaque jour, portait les vivres au lazaret, et cet homme, ce n'est pas un des matelots de l'équipage, c'est un domestique du fournisseur ; c'est un de ceux qui étaient chargés, une fois le navire arrivé à l'îlot Gabriel, de transporter les vivres à l'endroit où devaient les prendre les individus en quarantaine, et d'en opérer la livraison. C'était, en un mot, un homme qui était en relation journalière avec les individus contaminés.

Qui garantit même que cet Alfred aura pris toutes les mesures recommandées par les lois quaranténaires ? Qui assure que l'appât du gain d'une part, l'insouciance de l'autre, ne l'auront pas porté à acheter des objets provenant des individus séquestrés ?

Mais ce qu'il y a de remarquable c'est que le Choléra frappe précisément l'individu qui, par ses fonctions, était le plus en rapport avec les habitants du lazaret.

Cet homme meurt à bord ; il devient évidemment le centre d'un foyer producteur du Choléra. Il est indubitable qu'il n'est pas mort sans que ceux qui l'entouraient sur le navire, l'aient touché, lui aient porté des soins. Ils auront donc dû se charger, eux ou leurs vêtements, du miasme cholérigène ; et quand nous les voyons, au lieu de rester en quarantaine, aller tous coucher à terre, ne voyons-nous pas, par ce fait, le miasme cholérique transporté immédiatement dans divers quartiers de la ville. Rien donc d'étonnant à ce que le Choléra se répande à Port-Louis, alors que les individus importateurs n'en sont pas atteints eux-mêmes ; car, comme nous le verrons plus tard, cette dernière condition n'est pas indispensable pour la génération du fléau. Aussi, à peine deux jours se sont écoulés, que le premier décès est signalé et suivi de beaucoup d'autres.

Arrivons maintenant à l'épidémie de 1859, à l'île de la Réunion. Celle-ci s'est passée sous nos yeux ; nous avons pu la suivre depuis le jour de son origine jusqu'à sa terminaison, et les documents que nous avons réunis, sont aussi précis qu'on peut le désirer.

Le 6 mars 1859, arrive sur rade de St-Denis le bateau à vapeur *le Mascareignes,* venant de Quiloa (côte orientale d'Afrique), avec 300 immigrants Cafres. Depuis quelque temps le Choléra régnait dans ces parages, où il avait été importé par des bateaux arabes venant de l'Inde. Mais l'absence de médecins sur ces côtes, faisait qu'à la Réunion tout le monde l'ignorait, et qu'on n'était nullement en garde de ce côté.

Par un concours de circonstances où la mauvaise foi joua bien certainement un rôle, il ne fut pas rendu compte des faits qui auraient pu éveiller l'attention de l'autorité.

Ce navire avait perdu beaucoup de monde pendant la traversée ; une partie fut dissimulée ; les autres furent déclarés morts de la dyssenterie, maladie qui fait tant de ravages parmi les Cafres, et sur cette déclaration, dont rien ne pouvait faire suspecter la bonne foi, le navire fut admis à la libre pratique.

Les immigrants débarquèrent dès le lendemain 7 et furent envoyés au lieu dit d'isolement, où ils sont internés pendant dix jours et vaccinés. Pendant ces dix jours on eut l'occasion de reconnaître l'existence de cas nombreux de la dyssenterie purulente, particulière aux Cafres et qu'on appelle dans ce pays *Seringos*.

Les individus atteints furent dirigés sur l'hospice civil ; mais ni le médecin qui les envoya à l'hospice, ni ceux qui les reçurent dans cet établissement et qui les traitèrent, ne virent rien qui pût leur faire soupçonner l'existence du Choléra.

Les dix jours d'internement terminés, ces immigrants furent remis aux mains de leur propriétaire, sans que rien fut venu jusqu'alors troubler la sécurité dont nous jouissions. Mais cette sécurité devait être de bien courte durée ; car, dès le lendemain de cette sortie d'internement, c'est-à-dire le 17, six cas de Choléra foudroyant éclataient dans l'atelier de discipline, établissement attenant à l'hospice civil et dans lequel étaient détenus 150 à 180 individus de toutes castes, coupables de fautes légères.

Ces individus, la plupart domestiques, ne sont envoyés à cet atelier, que pour subir une punition de quelques jours à quelques semaines et, par suite, leur séquestration n'est pas absolue. Ils sont renfermés pendant la nuit, et, pendant le jour, ils vont travailler dans les ateliers du gouvernement, où ils communiquent librement avec les gens du dehors.

Or, quel est le premier individu atteint dans l'atelier de discipline ? Précisément un noir appartenant aux marines qui ont servi à débarquer les Cafres du *Mascareignes*. Cet homme ne se trouvait pas dans les embarcations employées à cet usage, mais tous ses camarades y étaient, et il a été forcément en contact immédiat avec eux dans les jours subséquents.

Malheureusement la mort si brusque de ce noir n'a pas permis de puiser près de lui les renseignements qui eussent été nécessaires.

De lui le Choléra se communique aux autres détenus disciplinaires et bientôt leur établissement devient un foyer tel, qu'on est obligé de l'évacuer, et d'envoyer au lazaret tous les hommes qu'il renferme, tandis que les malades sont conduits à l'hospice.

Immédiatement le Choléra se répand de tous côtés ; cependant le foyer principal de la maladie continue d'être dans le quartier dit de la Rivière, où se trouvent situés l'atelier de discipline et l'hospice civil sur lequel furent dirigés, pendant tout le temps, un grand nombre de malades.

La preuve la plus convaincante de la possibilité de la transportation et de la transmission du Choléra, se trouve dans ce qui est arrivé à St-Louis, ainsi que nous allons le voir.

Pendant les dix jours que les Cafres du *Mascareignes* passèrent au lieu d'isolement, ils se trouvèrent en contact avec d'autres immigrants de la même nation, internés quelques jours avant eux, mais en parfait état de santé.

Le 13 mars, après six jours de communications journalières et quatre jours avant que le Choléra ne fît explosion à St-Denis, une bande de 200 de ces Cafres, autres que ceux du *Mascareignes,* partit de St-Denis pour St-Louis, commune située à quinze lieues environ du chef-lieu.

A la Possession, premier village qu'elle traverse, elle laisse deux morts le 15. Ont-ils succombé au Choléra ? On peut le supposer, mais rien n'en donne la certitude. Ce qu'il y a de certain, c'est que ces hommes n'étaient pas-malades en quittant St-Denis. Quelle maladie aurait donc pu les tuer si promptement? Elle traverse deux autres localités, St-Paul et St-Leu, sans présenter rien de particulier et sans y déposer de germe de maladie. Elle arrive à St-Louis le 17, et est conduite à l'établissement de sucrerie dit *la Chapelle*. Là elle perd le jour même, deux de ses hommes qui succombent bien cette fois-ci au Choléra, le fait ayant été constaté par un médecin.

A partir de ce moment, l'établissement de *la Chapelle* devient un foyer épidémique où les cas se succèdent avec rapidité, et d'où le mal se propage aux engagés des sucreries voisines. Un peu plus tard enfin, il s'étend dans toutes les parties de la commune, et St-Louis est ravagé par le Choléra, alors qu'aucune des autres communes de la Colonie, même les plus rapprochées de St-Denis, n'est encore envahie par le fléau.

Mais un autre fait vient rendre cette expérience encore plus probante.

Cent soixante environ de ces deux cents Cafres quittent St-Louis le 19, arrivent à St-Pierre où quelques-uns d'entre eux sont laissés à l'établissement dit *des Casernes*. Les autres continuent leur route, arrivent dans la commune de St-Joseph et sont repartis sur les sucreries de *Vincendo* et du *Piton*, appartenant au même propriétaire.

Immédiatement le Choléra se déclare à l'établissement *des Casernes* à St-Pierre, et sur les deux habitations de St-Joseph. Dix-neuf personnes y succombent, quatorze au *Piton*, cinq à *Vincendo*.

Grâce à une séquestration rigoureuse des dites propriétés, la maladie ne se propage pas au-dehors, et la commune de St-Joseph n'a pas compté d'autres décès dus à la même cause.

Nous le demandons à toute personne non prévenue; est-il possible de trouver un fait plus probant de la

transportation du miasme cholérigène que celui que
nous venons de citer? Eh quoi! Avant même que le
Choléra n'éclate au chef-lieu, des individus ayant été en
contact avec une bande précédemment infectée, partent
pour une commune éloignée de quinze lieues de St-Denis.
Ils traversent trois villages sans y laisser la moindre
trace du fléau, qu'à leur insu ils transportent avec eux.
A peine arrivés, deux individus sont atteints, succombent,
et immédiatement le quartier est envahi. Une forte partie
de ces gens se sépare des autres, se subdivise en trois
fractions qui introduisent immédiatement le Choléra
sur les trois propriétés qui les reçoivent.

Et cela a lieu au moment même, le même jour où le
mal éclate à St-Denis qu'ils ont quitté quatre jours avant
l'explosion du fléau. S'ils n'ont pas puisé le germe de la
maladie à St-Denis, au contact des immigrants débarqués
du *Mascareignes*, et précédemment infectés, où donc
l'auraient-ils pris, puisqu'il n'existait pas auparavant
dans la Colonie.

Le Choléra se serait-il développé de toutes pièces à
St-Denis? C'est une supposition que quelques médecins
anglais, antagonistes obstinés de la contagion, voulurent
soutenir à Maurice en 1854, mais qui ne supporte pas
l'examen. Tout au plus serait-on admis à supposer ce
mode d'apparition du fléau, si l'on n'avait pour l'expliquer un moyen plus simple, plus logique et qui s'adapte
si bien à toutes les épidémies dont nous nous occupons
dans ce travail. Ce moyen, c'est l'arrivée à St-Denis d'un
navire venant d'un pays ravagé par le Choléra, ayant
perdu lui-même un grand nombre d'hommes de cette
maladie, et admis à communiquer librement avec la
terre.

Nous avons déjà dit qu'après avoir commencé à St-Denis, le Choléra s'était promptement étendu dans la
plupart des communes de la Colonie. Comment s'est

faite cette extension du fléau? Le principe du Choléra
a-t-il été transporté par les voyageurs qui, chaque jour,
quittaient le chef-lieu, ou bien a-t-il eu pour véhicule
l'air mis en mouvement, en un mot les courants
atmosphériques?

Cette dernière opinion, généralement admise précédemment, tend à perdre du terrain aujourd'hui ;
cependant elle compte encore d'assez nombreux adeptes
pour qu'il ne nous paraisse pas inutile de la combattre.

Qu'on l'ait admise jadis, cela se conçoit facilement.
En présence des difficultés sans nombre qu'éprouvent les
séquestrations absolues en Europe, et de l'impossibilité
de constater les communications, soit licites soit fraudu-
leuses ; enfin, en présence de ce fait que des individus
journellement en contact avec des cholériques, sont
préservés des atteintes du fléau, tandis que d'autres
personnes qui s'entourent de toutes les précautions
nécessaires, sont frappées malgré leurs soins, nous
comprenons fort bien qu'on en soit arrivé à croire que
le principe du Choléra avait pour véhicule l'air atmosphé-
rique.

Mais l'exiguité de la Colonie de la Réunion, et surtout
sa position insulaire, nous offraient, pour arriver à la
constatation du mode de transmission, des facilités qui
faisaient défaut ailleurs. C'est par suite de ces facilités
que nous avons pu nous former une opinion personnelle,
basée sur les faits qui se sont passés sous nos yeux, et
que nous en sommes arrivé à repousser la transmission
du Choléra par l'air, et à admettre, au contraire, la
transmission directe par l'homme, ce que les Anglais
appellent *human intercourse*.

Ainsi, toutes les fois que le Choléra est arrivé à
Maurice, et que les précautions nécessaires ont été
prises, le Choléra s'est éteint au lazaret, quoique ce
lieu ne fut éloigné que de six milles de la terre. Croit-on

donc que si l'air servait de véhicule au miasme cholérigène, une pareille distance eût suffi pour mettre
Maurice à l'abri de la contagion ? Croit-on que le vent
qui transporte à des distances énormes des corps pesants,
tels que du sable, des animaux, le pollen des végétaux,
ne pourrait aussi bien transporter le miasme du Choléra ?

Si, en 1854, le Choléra s'est introduit dans la ville
de Port-Louis, n'est-on pas en droit de croire que la
communication frauduleuse, signalée par l'opinion
publique à cette époque, a réellement eu lieu quoiqu'elle
n'ait pas été officiellement prouvée.

Autrement, comment expliquerait-on l'arrivée à
Maurice, en 1850, de deux navires infectés, sans qu'il
y ait eu explosion du mal ? Comment expliquerait-on
l'arrivée, en 1855, de trois navires atteints du même
fléau, sans qu'il y ait eu propagation de la maladie à
toute l'île ?

En 1856, le Choléra, concentré au lazaret de l'îlot
Gabriel, à cinq ou six milles de la ville, se serait aussi
très probablement éteint sur place s'il n'avait été apporté
directement à Port-Louis par les hommes qui faisaient
journellement le service entre la ville et l'îlot.

Or, si l'air était le véhicule du miasme cholérigène, il
serait assez curieux que la propagation se fut faite juste
au moment où venait de se produire un fait de transmission directe.

Lors de ces deux épidémies, l'île de la Réunion, située
à environ quarante-cinq lieues de Maurice, adopta des
mesures quaranténaires rigoureuses, et, grâce à ces
précautions, se préserva complétement. Malgré la con-
vention internationale, le gouverneur de l'île de la
Réunion, M. Hubert Delisle, aujourd'hui sénateur, prit
sur lui d'établir les mesures quaranténaires les plus
rigoureuses. La Colonie ne possédant aucun îlot éloigné
et détaché pour en faire un lazaret, il fut imposé, à tous

les navires provenant de Maurice, une quarantaine dont la durée varia de vingt à trente jours selon les cas, dont moitie à faire sous voiles et moitié à l'ancre, en grande rade. Pendant ce temps, les capitaines devaient faire ouvrir les cales, renouveler l'air, fumiger, blanchir à la chaux, etc. Enfin, la quarantaine finie, les médecins sanitaires se transportaient à bord et faisaient opérer en leur présence (les malles et effets des passagers ouverts préalablement) une fumigation au chlore, dans toutes les parties du navire. Après quoi, la libre pratique était accordée.

Comme auxiliaire à ces mesures, des postes de milice furent établis sur tous les points de l'île où les communications étaient possibles, et des rondes furent faites jour et nuit pour prévenir toutes relations interlopes avec les navires suspects. Ces mesures, exécutées avec soin en 1854 et 1856, préservèrent la Colonie de l'importation du Choléra et valurent au gouverneur la reconnaissance des habitants.

En 1859, c'est à la mise à terre d'individus contaminés, qu'est due l'introduction du Choléra à St-Denis ; puis ensuite, nous voyons celui-ci transporté immédiatement au loin par d'autres individus contaminés à leur tour.

Jusqu'à présent, c'est bien l'homme qui sert de véhicule au miasme producteur. Et, comme en pareille matière, on ne saurait trop multiplier les preuves, nous allons en donner une autre qui nous paraît d'une grande importance.

Au moment où le Choléra sévissait à St-Denis, quatre navires chargés d'immigrants, arrivent sur rade ; comme ils n'avaient à bord aucune maladie contagieuse et que leur état sanitaire était satisfaisant, ils furent admis à la libre pratique.

Les capitaines de deux de ces navires, *le Victor-Amédée*

et *l'Angélina*, voulant préserver leur cargaison humaine de la contagion du Choléra qui régnait à terre, se décidèrent à se mettre en quarantaine, mais malheureusement pas d'une manière absolue. Le capitaine de *l'Angélina*, qui avait un lieutenant natif de St-Denis, laissa ce jeune homme aller passer vingt-quatre heures à terre dans sa famille, et n'établit la quarantaine que le lendemain, après son retour à bord. Le capitaine du *Victor-Amédée*, moins sévère encore, et ne croyant probablement pas à la transmission du Choléra, n'établit la quarantaine que pour ses Cafres ; aussi, chaque jour, un canot monté par ses matelots, allait à terre chercher des vivres. Au bout de peu de jours, ils voient leurs cargaisons envahies et décimées par le Choléra qui leur avait été introduit par ces communications avec la terre.

Peut-être aurait-on pu croire que le principe cholérigène avait été apporté à bord de ces deux navires, mouillés à quelques centaines de mètres du rivage, par la brise qui, toutes les nuits, souffle de terre au large, et cela d'autant mieux que presque en face d'eux, sur le bord de la mer, se trouvait le cimetière Ouest de la ville, si la contre-partie de ces faits ne s'était produite en même temps et au même lieu.

Les deux autres navires, *la Pallas* et *le Montferrand*, se trouvaient mouillés sur rade tout à côté des précédents. Seulement les capitaines de ces navires crurent devoir se mettre en quarantaine absolue. Les vivres leur étaient apportés chaque jour par un canot du fournisseur, et hissés à bord par une corde, mais personne ne communiqua directement avec la terre.

Grâce à cette sage précaution, ils purent traverser complétement indemnes l'épidémie du Choléra, sans avoir quitté la rade. Et pourtant ils étaient dans les mêmes conditions de santé et d'encombrement que les précédents. Bien plus, *le Montferrand* avait presque le double d'immigrants que les autres (400), sans que son tonnage fût plus fort. Si l'air eût été le véhicule du mal, pense-t-on que ces deux derniers navires, placés dans les mêmes conditions et mouillés à côté des précédents, eussent été seuls épargnés, quand leurs voisins étaient décimés. Quelle différence y a-t-il donc eu entre eux ? Une seule et unique : Pour les uns, communication avec la terre ; pour les autres, séquestration absolue.

A Nossi-Bé, les faits qui se sont passés ne sont pas moins concluants. Ici nous ne pouvons pas parler de ce que nous avons vu ; mais les documents que nous produisons, nous ont été fournis par M. Giraud, chirurgien de la marine, chargé du service médical en ce petit endroit. M. Giraud était donc mieux placé que personne pour avoir des renseignements certains, et ses notes méritent toute confiance.

Le 24 avril 1859, arrive à Hellville, chef-lieu de Nossi-Bé, venant de la côte d'Afrique, un boutre arabe, chargé d'immigrants atteints du Choléra. Le lendemain, le bateau est renvoyé de Nossi-Bé et il va porter ses malades à Manambourou, sur la côte de Madagascar. Mais, pendant la nuit qu'il passe au mouillage, ce navire jette à la mer près de cent cadavres d'individus décédés à bord.

Le flot porta au rivage la plupart de ces corps, et, comme il était impossible de les laisser là, une corvée de huit condamnés fut désignée pour aller les immerger au large. Aussitôt le Choléra éclate sur ces huit hommes qui succombent tous. En même temps, trois à quatre cas se déclarent dans l'établissement des Frères de la Doctrine Chrétienne et dans le camp africain, situés l'un et l'autre sur le bord de la plage où étaient venus s'échouer les cadavres. Heureusement le fléau ne s'étendit pas, et ce furent les seules victimes qu'il fit sur le plateau d'Hellville.

A l'époque où ce fait eut lieu, il y avait déjà plus d'un mois que le Choléra sévissait au village arabe d'Amba-nourou, situé à près d'une lieue d'Hellville. Il y avait été introduit par un boutre arabe dont l'équipage était contaminé. Ce boutre avait été mis en quarantaine ; mais cette quarantaine avait été violée par le capitaine, qui était venu nuitamment à terre pour voir ses parents. Il avait apporté avec lui le Choléra. Seulement un cordon sanitaire, facile à établir sur un aussi petit point, avait préservé du fléau le village d'Hellville, jusqu'au moment où il y fut introduit de la manière que nous venons de rapporter plus haut.

Il nous semble qu'il est impossible de voir un cas de contagion directe mieux établi que celui qui a frappé les huit condamnés dont nous avons parlé ci-dessus. Ici, pas de déjections, pas d'atmosphère viciée ; les cadavres ont été lavés par la mer qui les a ballotés toute une nuit, et ce sont les individus qui les touchent, les remuent, qui sont frappés par le mal. C'est bien là le contact direct, immédiat, sans nul intermédiaire.

Nous pensons qu'on ne saurait trop s'élever contre cette idée admise de la transportation du miasme cholé-rigène par les courants atmosphériques. C'est un moyen facile d'expliquer ce que nous ne pouvons pas comprendre et, en même temps, c'est une échappatoire pour justifier l'insuffisance des précautions. L'air transporte au loin les miasmes infectieux ou contagieux ; or, comme nous ne pouvons pas arrêter les courants atmosphériques, il en découle, comme conséquence naturelle, qu'il est à peu près inutile d'employer des mesures sévères de précaution.

C'est contre cette opinion, encore trop généralement admise, que nous nous élevons de toutes nos forces. Et, pour cela, nous joindrons aux faits ci-dessus rapportés un autre fait qui rentre directement dans notre sujet.

A la Réunion, l'absence de tout îlot détaché et les besoins du service, ont fait établir plusieurs lazarets pouvant contenir ensemble de 1,000 à 1,200 hommes, dans le fond de deux ravines d'un abord difficile. En 1861, il nous arriva, coup sur coup, plusieurs navires d'immigrants venant de l'Inde et ayant le Choléra. Ils furent envoyés aux lazarets et les hommes mis à terre. Nous eûmes ainsi à la fois, dans les divers bâtiments, cinq à six cents individus atteints d'épidémie cholérique. Il existait donc au fond de ces deux ravines un vaste foyer infectieux.

Or la brise qui, chaque nuit, souffle de terre au large, aurait dû verser des flots de miasmes sur les équipages des embarcations du pays qui, toutes les nuits, passaient et repassaient devant l'embouchure de ces ravines, à 150 mètres à peine des locaux occupés par les individus contaminés et qui apportaient au chef-lieu les provisions destinées au marché du jour. Cependant il n'y pas eu un seul cas de Choléra en dehors des lazarets.

Qu'on nous permette enfin d'intercaler dans ce travail une courte notice que nous trouvons dans la *Gazette des Hôpitaux* du 10 octobre 1865. Elle ne nous appartient en rien, mais elle vient trop bien à l'appui de la thèse que nous défendons, pour que nous ne nous en emparions pas comme d'un auxiliaire utile.

M. le Dr Pellarin, dans une note présentée à l'Académie des Sciences, le 2 octobre, explique que « le Choléra » fut introduit à Givet, petite ville de notre frontière du » nord, le 17 août 1849, par un domestique arrivé de » Bruxelles, et qui en présenta les symptômes caracté- » ristiques le jour même. Le premier cas parmi la » garnison, porta sur un grenadier lié avec la servante » qui avait soigné le premier cholérique et qui mourut » elle-même du Choléra le 31 août. Or, le grenadier » l'avait visitée pendant sa maladie, notamment le jour de

» sa mort, et le soir, à 11 heures, lui-même était pris
» des symptômes les mieux caractérisés et il succombait
» à 7 heures du matin. Dix-huit autres militaires prove-
» nant de la même caserne, occupée seulement par deux
» compagnies, tel fut le contingent de la première jour-
» née épidémique.

» Fumay, petite ville de 3,000 âmes, est à vingt-deux
» kilomètres de Givet. Depuis le 17 août que le Choléra
» s'était montré à Givet, jusqu'au 11 octobre, les habi-
» tants de Fumay n'avaient pas ressenti les moindres
» symptômes de l'épidémie. Le 11 octobre, un bataillon
» du 63ᵐᵉ quitte Givet, se dirigeant sur Fumay. En
» route un soldat est pris du Choléra ; on le transporte
» dans cette dernière ville où il meurt le lendemain. Deux
» jours plus tard le Choléra se déclare dans la ville, et y
» fait pas mal de victimes. »

Dans ce fait si précis, nous retrouvons encore les
mêmes phases que dans ceux qui nous appartiennent.
La ville de Givet reste indemne du Choléra jusqu'au
moment où il lui est apporté directement par un individu
venant de Bruxelles. Les courants atmosphériques n'y
sont pour rien ; c'est l'homme seul qui a été le véhicule
du mal.

Une fois la première victime déclarée, les faits de
contagion s'enchaînent de la manière la plus directe.
Du premier malade à la servante qui l'a soigné ; de
celle-ci au grenadier qui l'a visitée au moment de sa
mort ; de celui-ci aux dix-huit autres soldats habitant
la même caserne. Enfin, et comme dernier exemple de
contagion, nous avons la transportation du Choléra à
Fumay par ce soldat qui vient y mourir. Auparavant
Fumay était resté deux mois sans maladie, alors que
celle-ci était à vingt-deux kilomètres de distance seulement.

Nous croyons donc qu'en présence de tous ces faits,

il est impossible de nier la transmission directe du
Choléra, et que l'opinion qui tend à admettre la propagation par les courants atmosphériques ne s'appuie que
sur des faits mal interprétés.

Nous ne nions pas assurément que l'air ne puisse se
charger des miasmes qui s'exhalent des individus
contaminés et qu'il ne soit susceptible de transmettre
la maladie, mais nous ne l'admettons que pour l'air
confiné. Nous ne croyons à l'action nuisible d'un air
vicié que lorsqu'il est à un certain degré de condensation.
Quant aux courants atmosphériques, nous pensons
devoir les absoudre de tout reproche à cet égard.
En dispersant à l'infini les miasmes qui y sont déversés,
ils leur enlèvent toute propriété toxique, tout comme
ils dispersent et annihilent les vapeurs délétères qui
s'échappent de certaines fabriques.

Du reste, la théorie des courants atmosphériques,
est répulsive des quarantaines, et nous ne comprendrions
pas comment il serait possible d'allier l'une avec l'autre.

A propos de l'invasion du Choléra à bord des deux
navires *Victor-Amédée* et *Angélina*, il est un fait qui
nous frappa très vivement alors. C'est la possibilité de
la transportation du principe cholérigène par un individu
qui n'a pas eu, n'a pas, et n'aura pas le Choléra. Ainsi,
à bord de ces deux navires, aucun Cafre n'a eu de
communication directe avec la terre. A bord du *Victor-
Amédée*, les matelots de l'équipage seuls pouvaient aller
à terre et débarquer sur le quai. A bord de l'*Angélina*,
un seul officier alla passer vingt-quatre heures à terre.
C'est donc par eux que le Choléra a été introduit à bord,
et pourtant aucun d'eux n'a ressenti la moindre atteinte
du fléau.

Lors du Choléra de 1859, à la Réunion, une dame X.
avait son domestique détenu à l'atelier de discipline, et
comme tel, envoyé au lazaret avec tous les condamnés,

lorsque le Choléra éclata parmi eux. Cet homme s'échappe du lazaret et revient en ville, chez sa maîtresse. Mme X. va le voir dans sa case, cause avec lui, et comme il se plaignait d'être souffrant, elle lui porte quelques soins. Dès le lendemain, Mme X. est atteinte du Choléra et succombe en vingt-quatre heures. Cependant son domestique n'a pas eu le Choléra, quoiqu'il sortît d'un lieu où il sévissait cruellement.

Est-ce par leurs personnes mêmes, ou par leurs vêtements, que ces individus ont ainsi transporté le principe générateur du Choléra? C'est ce qu'il nous paraît bien difficile de décider. Cependant la transportation par les vêtements nous paraît reposer sur des données assez sérieuses, pour mériter l'attention, et les faits rapportés par M. Grimaud (de Caux) à propos du Choléra de cette année, lui donnent une quasi certitude.

A la poste de Marseille, ce sont les dépêches venues d'Orient qui récèlent les miasmes et empoisonnent les individus qui les ouvrent. Dans un autre endroit, c'est du linge sale qui transmet le Choléra à la blanchisseuse et à son mari qui le déploient.

C'est à ce titre que nous croyons devoir joindre ici les renseignements suivants qui nous ont été donnés sur le mode d'apparition du Choléra à Maurice, en 1859.

Seulement, ces renseignements n'étant pas officiels, n'offrent peut-être pas toute la certitude désirable, et nous n'avons eu aucun moyen de les contrôler. Aussi, les livrons-nous tels qu'ils nous ont été fournis. En septembre 1859, le Choléra éclate de nouveau à Maurice, en débutant tout d'abord aux *Plaines Wilhems* et ensuite à la *Rivière noire,* localités assez éloignées de Port-Louis, lieu d'arrivage de tous les navires. Heureusement, l'épidémie fut des plus bénignes, et s'éteignit au bout de deux mois n'ayant pas fait cent victimes; et, chose singulière, n'ayant pas même touché à la population agglomérée de Port-Louis, chef-lieu de l'île.

En remontant aux renseignements pour connaître la cause de ce Choléra qui débutait ainsi dans une commune retirée comme les Plaines Wilhems, et sans communication avec la mer, on parvint à savoir que, quelque temps auparavant, était arrivé à Port-Louis un bateau à vapeur venant de Bombay, et ayant à bord des troupes atteintes du Choléra. Il y avait eu plusieurs victimes. Le navire, mis en quarantaine, avait fini par obtenir la libre pratique lorsqu'on se fut assuré que l'épidémie avait complétement cessé. Il paraît que les vêtements des soldats décédés, au lieu d'être détruits, furent vendus à l'encan et achetés par un propriétaire des Plaines Wilhems pour habiller ses engagés. Ce serait parmi ces derniers que serait apparu le Choléra.

Nous livrons ce fait sans commentaires, mais s'il est parfaitement exact, il est une confirmation de plus de ceux produits par M. Grimaud.

Un renseignement tout nouveau, transmis à l'Académie de médecine, annonce l'apparition *toute spontanée* du Choléra à la Guadeloupe. Il y a quelques mois encore, ce fait eût frappé d'étonnement les médecins, et peut-être en serait-on arrivé à croire, comme notre confrère de la Guadeloupe, M. Lherminier, à la formation spontanée du Choléra dans l'île; mais après les deux faits rapportés par M. Grimaud, ne peut-on pas croire que le fléau a été transporté au-delà des mers par des dépêches ou des colis contaminés, et renfermant, à l'intérieur, le miasme cholérigène. Semblables à la boîte de Pandore, ils auront laissé échapper, à leur ouverture, le fléau qu'ils contenaient. Ce fait est d'autant plus probable que les premiers cas observés ont éclaté à la Pointe-à-Pitre, centre commercial de la Colonie, et lieu d'arrivée de presque tous les navires de commerce venant d'Europe.

Pour nous, qui ne croyons pas au développement spontané du Choléra hors de l'Inde, nous regardons cette explication comme bien plus naturelle que celle qui admet la génération spontanée d'un fléau dans un pays qui lui est tout à fait étranger. Notre explication serait la même, mais en sens inverse, si nous voyions apparaître la fièvre jaune dans l'Inde.

Comme les végétaux, les maladies ont aussi leur patrie.

Que de problèmes importants nous venons de soulever, il nous semble, par l'exposé des faits précédents, et combien ils méritent d'attirer l'attention. Combien le Choléra ne demande-t-il pas de précautions ; quelles mesures assez sévères saurait-on prendre pour se préserver d'une maladie qui se transmet, non plus seulement par l'homme malade et ses effluves, mais par des lettres, par des effets appartenant à des hommes sains, mais provenants d'un lieu contaminé, et peut-être même par l'homme sain lui-même.

Ces faits servent aussi à expliquer comment, en temps d'épidémie, il est arrivé que, souvent en Europe, on a cru à l'explosion spontanée du Choléra, par cela seul qu'il avait frappé tout d'abord sur des individus notoirement sédentaires.

Il est probable que dans ces cas, l'intermédiaire qui aura transporté le miasme, ayant échappé à son action, le mode de transmission aura cessé d'être tangible, et l'on aura pris pour une apparition spontanée ce qui n'était qu'une propagation par contagion.

Pour nous, qui admettons sans hésitation que le Choléra est contagieux, il nous paraît être de la plus impérieuse nécessité de s'en défendre par tous les moyens possibles. Reste donc à décider ceux de ces moyens qui peuvent être appliqués avec une précision assez grande pour nous offrir des chances de préservation.

Le moyen le plus radical, qui offrirait une garantie pour l'avenir, serait d'éteindre dans son germe la maladie, de détruire les causes productrices du fléau dans son pays, dans l'Inde. Assurément, il n'y aurait pas de moyen meilleur et plus radical, mais il n'y a qu'une objection à lui faire, c'est qu'il est impossible. Ce n'est pas sans un certain étonnement, que nous avions vu ce moyen préconisé, il y a quelques mois, par des gens sérieux, et nous en avions souri, en admirant combien on peut aller loin dans le champ de l'utopie. Mais notre étonnement a redoublé, lorsque nous avons vu la même idée reprise à nouveau, et recommandée dans un de nos meilleurs journaux de médecine.

Nous nous demandons si ceux qui mettent en avant de pareilles propositions, se sont bien rendu compte de ce qu'ils veulent.

On répète partout que le Choléra a son origine dans le Delta du Gange. C'est là d'abord une erreur ; le Choléra naît partout dans l'Inde, partout du moins où il y a des terrains bas et marécageux, et ils abondent dans ce pays brûlé par le soleil. Mais, admettons qu'il ne naquit que sur les bords du Gange, dans ce fameux Delta. Les faiseurs de projets ont-ils calculé les millions d'hommes et les millions de livres sterling qu'il faudrait enfouir, pour exécuter des travaux de quelque utilité, et cela, sans avoir la certitude d'obtenir la disparition du Choléra.

Renvoyons donc ces beaux projets dans le pays des rêves d'où ils proviennent, et cherchons si nous ne trouverions pas à notre portée des moyens plus simples et surtout plus pratiques.

Nous ne dirons rien des moyens de purification, de décomposition des miasmes, des précautions hygiéniques employées dans toutes les villes et dans tous les hôpitaux. Ce sont là des mesures sages et toujours bonnes à mettre en pratique. On a adopté, dans cette épidémie, une mesure d'une grande utilité, c'est de créer, dans les hôpitaux, des services spéciaux, et de les isoler, autant que possible, des autres malades. C'est la seule manière de diminuer, dans les limites du possible, les ravages du mal.

Mais, nos pensées doivent se porter plus loin, et c'est à prévenir l'arrivée du Choléra en Europe, qu'il faudrait pouvoir arriver. Or, nous ne voyons qu'une seule chance de salut à cet égard, et encore est-elle bien précaire ; et cette chance nous la trouvons dans l'établissement des cordons sanitaires et des quarantaines.

Examinons d'abord les voies par lesquelles le Choléra peut nous arriver, et peut-être nous reconnaîtrons que ces mesures, quoique bien peu certaines, ne sont pourtant pas aussi impraticables qu'elles le paraissent tout d'abord.

Le Choléra nous venant toujours de l'Inde, ne peut arriver en Europe qu'en remontant de l'Asie vers nous. Les voies qu'il peut parcourir sont multiples. Dans les épidémies précédentes, il nous est venu par la voie de terre, et a commencé son invasion en Europe par le sud de la Russie. C'est donc là que se trouve le premier et certainement le plus grand danger. Mais il n'est peut-être pas entièrement insurmontable. Malgré ses immenses frontières de terre, la Russie offre encore une population trop clair-semée dans ces régions reculées de son empire, pour que les voies de communication y soient bien multipliées. Une ou deux routes du côté de la Sibérie, une seule à travers la Circassie et le massif montagneux du Caucase, sont presque les seuls passages qui mettent en relations l'Asie avec l'Europe. C'est par ces voies que se fait le commerce ; c'est par elles aussi que nous arrive le Choléra, toujours importé par les caravanes qui viennent des pays asiatiques. Il suffirait donc de mesures sanitaires bien organisées vers ces points, pour diminuer considérablement les chances d'importation du Choléra. Nous disons *diminuer* et non pas *empêcher*, parce que, là où il y a de vastes étendues de terre, il est complétement impossible d'établir une surveillance suffisamment exacte pour qu'il n'y ait pas une foule de communications, même très licites, sans compter celles qui se feraient par l'intermédiaire de la contrebande, une des causes les plus actives et les plus dangereuses de la propagation des épidémies.

Les cordons sanitaires ne serviraient-ils qu'à ralentir la marche du mal et retarder son introduction en Europe, qu'ils nous rendraient encore un grand service. On pourrait espérer voir ainsi le fléau perdre de sa force, et s'il parvenait à franchir les obstacles accumulés sur sa route, ne plus donner lieu qu'à une épidémie relativement bénigne comme celle que nous avons cette année.

Partout ailleurs nous sommes séparés de l'Asie par la mer. A l'est, la mer Caspienne, ensuite la mer Noire, le Bosphore, la mer de Marmara, les Dardanelles et la Méditerranée. Dès lors, c'est aux quarantaines et aux lazarets qu'il faut avoir recours. Il est vrai que la plus grande étendue de ces côtes appartient à la Turquie, et que c'est là une fâcheuse condition. Avec le fatalisme que leur inspire la religion de Mahomet et la nonchalance apathique qui forme le fond de leur caractère, les Musulmans sont les plus tristes gardiens auxquels l'Europe puisse confier la protection de la santé générale.

Le seul moyen de pouvoir galvaniser un peu la torpeur des autorités turques, et obtenir d'elles quelques efforts dans le sens qu'on désire, serait de généraliser sur toutes les rives du territoire asiatique, l'institution des *médecins sanitaires*, tels qu'on les a établis à Alexandrie, Beyrouth et Smyrne. Le bien qu'on a obtenu, serait une garantie du bien qu'on obtiendrait en les multipliant davantage.

Voilà, selon nous, les seules mesures rationelles et pratiques qu'il y aurait à appliquer. En dehors de cela, nous ne voyons qu'utopies. Nous ne pensons pas que, de cette façon, l'Europe fût désormais complétement à l'abri de l'invasion du Choléra; mais, au moins, on aurait fait tout ce qu'on aurait pu, et il est probable que plus d'une épidémie serait prévenue par un pareil ensemble de mesures.

Ainsi donc, pour nous, c'est aux quarantaines, soit par terre soit par mer, qu'il faut demander de nous défendre contre l'invasion du typhus asiatique.

Mais, pour que ces quarantaines soient vraiment utiles, il est un double écueil à éviter. Les faire trop courtes, auquel cas elles ne seraient plus d'aucune efficacité, et les faire trop longues, parce que ce serait imposer alors au commerce des entraves inutiles.

Il s'agit donc d'établir des bases pour la durée de ces quarantaines, ou en d'autres termes, de fixer quel peut être le temps d'incubation du Choléra, car ces deux question n'en font qu'une. Nous retombons là dans une des questions les plus ardues de l'étude des maladies, celle de l'incubation.

Il est bien entendu que pour les objets, linges, colis, etc., il n'y a que dans l'ouverture, l'aération et la purification, qu'on puisse rencontrer la sécurité désirable. Ce n'est donc que pour les personnes que la question d'incubation peut être importante.

Combien de temps un individu soumis à la contamination, peut-il porter en lui ou sur lui le poison qui lui donnera le Choléra, avant que celui-ci n'éclate?

On conçoit bien que dans une pareille question, une exactitude presque mathématique serait nécessaire, mais qu'elle est tout à fait impossible; aussi n'est-ce qu'à titre de simple renseignement que nous fournissons ici quelques données.

Ainsi, dans une maison, nous voyons une mère soigner son enfant atteint du Choléra et qui en meurt, être frappée et succomber elle-même vingt-quatre heures plus tard.

A Bourbon, en 1819, le premier cas de Choléra éclate le 10, le second le 14, et le troisième le 19. Ici, quatre jours séparent le premier cas du second, et cinq jours, le second du troisième; mais à mesure que les cas se multiplient, le miasme semble prendre de la force, et les cas suivants se succèdent à intervalles de plus en plus rapprochés.

A côté de cela nous voyons une dame atteinte du Choléra, mourir en vingt heures le 8. Son fils, âgé de quatre ans, est frappé à son tour et succombe en six heures le 16. Le cocher de la maison qui avait soigné l'enfant pendant les quelques heures de sa maladie, tombe malade le 24 et guérit. Pour ces trois individus, atteints dans la même famille, huit jours s'écoulent entre chaque cas.

Les hommes du *Mascareignes* qui nous ont importé le Choléra, ne l'avaient plus au moment de leur arrivée. Ils débarquent le 7 et c'est le 17 que le Choléra éclate, en débutant sur un noir des marines qui avaient mis à terre ces immigrants. Or, de quelque manière que le Choléra ait été transmis de ces Cafres à l'atelier de discipline, il n'en reste pas moins avéré que dix jours pleins se sont écoulés entre l'introduction de la maladie et l'explosion du premier cas en ville, sans qu'aucune communication intermédiaire puisse relier ces deux faits l'un à l'autre.

Dans l'épidémie de Maurice en 1856, deux jours seulement s'écoulent entre la mort de M. Alfred, importateur et première victime du Choléra, et l'apparition d'un second cas.

En 1854, au contraire, après quatre cas survenus

rapidement, quinze jours s'écoulent sans cas nouveau, puis après cette véritable incubation, le mal éclate avec violence et décime la population.

Rien donc de plus variable que les limites extrêmes de la période d'incubation. Nous croyons cependant, en jugeant d'après le plus grand nombre des faits observés, qu'au point de vue de l'individu, cette période serait très courte. Mais plusieurs faits cités dans ce travail, et beaucoup d'autres encore semblent indiquer que, dans certaines circonstances, le temps d'incubation peut se prolonger beaucoup plus.

Or, au point de vue sanitaire, la question est de la plus haute portée. Les exceptions qui ne sont pour le médecin que des objets de simple curiosité, acquièrent, relativement à l'établissement des quarantaines, une importance incontestable. Il est évident que le minimum quaranténaire doit atteindre la durée maximum des exceptions prévues. Autrement ce serait s'exposer à voir encore les faits venir donner un démenti à la théorie, et un règlement fait pour la préservation de la santé publique, ne préserver rien du tout.

Le règlement de 1851 a fixé à cinq jours la quarantaine pour le Choléra. C'est là une limite tout à fait insuffisante, et il n'est plus personne aujourd'hui qui la défende. Cette année surtout, nous avons vu dans tout le bassin de la Méditerranée, les gouvernements augmenter considérablement leurs mesures préventives.

Un règlement ainsi violé, et violé par ceux mêmes qui l'avaient fait, est donc condamné définitivement et il est nécessaire de le remplacer.

Mais quelle limite assignera-t-on aux quarantaines pour le Choléra? C'est ce que nous ne pouvons prévoir. L'écueil à éviter est double, et ce sera à la sagesse de ceux qui auront à s'occuper de ces questions, à savoir éviter l'un et l'autre. Il ne nous appartient pas d'émettre un avis à ce sujet. Nous dirons seulement que l'île de la Réunion avait fixé sa quarantaine à vingt jours et l'île Maurice à vingt-et-un, et que ces deux pays n'ont eu qu'à se louer d'une pareille décision.

Avec ces mesures, serons-nous à tout jamais préservés du Choléra ? Il est permis d'en douter, et nous pourrions même affirmer le contraire. Mais, en organisant contre lui un ensemble de moyens préventifs, en Perse d'abord, puis ensuite dans le sud de la Russie, dans l'Asie Mineure, à Suez, à Alexandrie, partout enfin sur les voies par lesquelles il peut arriver jusqu'à nous, on peut espérer le voir s'émousser contre les obstacles accumulés sur son passage ; et s'il parvenait à les franchir, ne plus nous arriver en Europe, que comme un écho bien affaibli de ce terrible fléau qui, à chaque nouvelle invasion, compte ses victimes par centaines de mille.

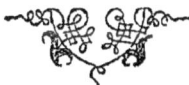

www.ingramcontent.com/pod-product-compliance
Lightning Source LLC
Chambersburg PA
CBHW071351200326
41520CB00013B/3190